91

TIPPS

GEGEN

GRIPPE

Kristin de Mar

1. Auflage

Impressum, Herausgeber und Copyright:

INFO-Verlag

Box: 104062

Züricherstrasse 161

8010 Zürich

Schweiz

Kristindemar@ist-einmalig.de

Korrektorat: Mike Schröder
http://mike-schroeder-korrektorat.jimdo.com/

Urheberrecht:

Dieses Buch ist urheberrechtlich geschützt.

Sämtliche Veröffentlichungen, Ausdrucke und Verbreitungen sind nur mit Genehmigung des Verlages oder der Autorin erlaubt.

Weitere Bücher der Autorin können Sie auf der folgenden Homepage bestellen:

www.kristindemar.com

Im Anhang finden Sie weitere Ratgeber der Autorin.

VORWORT

Alle Jahre wieder, so heißt es nicht nur zu Weihnachten, sondern auch wenn die Grippezeit naht. Jeden Winter haben viele Personen das gleiche Problem und müssen sich mit Fieber, Husten und Verkühlungen herumschlagen. Meistens ist der erste Weg zum Arzt. Man kommt mit vielen Medikamenten von der Apotheke nach Hause und ist erst einmal ans Bett gebunden.

Doch es geht auch anders.

Dass eine gute und selbst gemachte Hühnersuppe „sogar Tote wieder zum Leben erwecken kann", daran glaubten schon unsere Großmütter. Es gibt unzählige Möglichkeiten, wie Sie der Grippe trotzen können. Ich habe mir die Mühe gemacht und 91 Tipps gegen Grippe für Sie zusammengefasst. Unzählige Hausmittel, die einfach herzustellen sind und sehr wirksam gegen Erkältungen, Husten und Schnupfen wirken.

Säfte und Tinkturen, die Sie selbst mühelos zubereiten können, unzählige Teemischungen, die Ihre Erkrankung lindern oder sogar heilen. Ich erzähle Ihnen, welche Tipps und Tricks Sie gegen Grippe, Husten, Halsschmerzen und Heiserkeit anwenden können, um schnell wieder gesund zu werden.

Bilden Sie sich am besten Ihre eigene Meinung und bleiben Sie experimentierfreudig. Viele dieser Wundermittel sind in der Zwischenzeit in der heimischen Medizin salonfähig geworden und werden als Grippeheilmittel anerkannt.

Ich wünsche Ihnen viel Spaß beim Herstellen der gesunden und natürlichen Grippemittel und beim Experimentieren.

INHALTSVERZEICHNIS

1. Tipps gegen Grippe

2. Tipps gegen Schnupfen

3. Tipps gegen Husten

4. Tipps gegen Halsschmerzen

5. Tipps gegen Heiserkeit

KAPITEL 1

Tipps gegen Grippe

1. GRIPPEIMPFUNG

Der beste Schutz vor der Influenza ist die Grippeimpfung. Sie schützt jedoch nicht vor Erkältungskrankheiten. Eine Influenza erkennt man daran, dass sie mit hohem Fieber, Schlappheit und Gliederschmerzen beginnt. Die Influenza ist die am meisten unterschätzte Krankheit. Eine jährliche Grippeimpfung ist vor allem für ältere Menschen und chronisch Kranke sehr wichtig, da jedes Jahr allein in Österreich circa 400.000 Personen an Grippe erkranken und circa 4.000 an den Folgen der Grippeerkrankung sterben. (Quelle: Wien-heute) Durch die Grippeimpfung ist man weitestgehend geschützt. Im schlimmsten Fall verläuft die Krankheit relativ leicht und bringt so keine schweren Komplikationen mit sich. Trotzdem sollte man ab 50 die Gefährlichkeit der Influenza nicht unterschätzen. Da sich die Influenzaviren ständig verändern, wird der Influenzaimpfstoff jedes Jahr neu angepasst.

2. SCHWEISSTREIBENDE TEES

Lindenblütentee, Holunderblütentee sowie Hagebuttentee helfen dem Körper, seine Infektion auszuschwitzen. Man übergießt die Blüten mit kochendem Wasser und lässt sie ziehen. Vor dem Schlafengehen einige Tassen zu sich nehmen, damit der Körper über Nacht die Keime ausschwitzen kann. Sollte nicht bei Kleinkindern unter 3 Jahren angewandt werden. Die Tees helfen bei beginnender Erkältung und wirken fiebersenkend.

3. GRÜNER TEE

Die Teepflanze wird seit mehreren tausend Jahren in China angebaut. Der wichtigste Inhalt dieses Tees ist das Koffein. Grüner Tee enthält außerdem Vitamin A und B, Vitamin B", Calcium, Kalium, Magnesium, Kupfer, Zink, Nickel, Carotin und Fluorid. Chinesische Sorten haben oft einen leicht herb-rauchigen, etwas blumigen Geschmack. Japanische Sorten haben eher eine grasig-frische Note. Jasmintee ist ein mit Jasminblüten aromatisierter Grüntee.

Studien haben ergeben, dass grüner Tee Krebserkrankungen vorbeugt. Grüner Tee ist auch sehr wirksam im Falle der Grippevorbeugung. Er enthält Polyphenole, die nachweislich Viren abtöten. Polyphenole sind sekundäre Pflanzenstoffe. Etwas Tee mit Wasser überbrühen, 2-3 Minuten ziehen lassen. 2-3 Tassen täglich.

4. ZITRONENWASSER

Morgens gleich nach dem Aufstehen ein Glass Wasser mit einem Schuss Zitrone und einem TL Honig trinken. Stärkt das Immunsystem. Zitronen haben einen hohen Anteil an Vitamin C und Kalium. Vor allem bei Erkältungen ist Vitamin C ein toller Helfer. Kalium stimuliert unsere Gehirn- und Nervenfunktion und regelt den Blutdruck. Zitronen unterstützen die Leber und das Vitamin C strafft die Haut und hilft gegen Hautunreinheiten. Wer meint, dass Zitronen zu einer Übersäuerung des Körpers führen, liegt falsch. Auch wenn die Zitrone beim Verzehr sauer schmeckt, wirkt sie im Körper gegenteilig. Man kann das Zitronenwasser mit heißem oder kaltem Wasser zubereiten.

5. TASCHENTÜCHER WEGWERFEN

Wenn man erkältet ist, sollte man aus hygienischen Gründen nur Papiertaschentücher benutzen. Gebrauchte Papiertaschentücher sofort wegwerfen, dies reduziert die Ansteckungsgefahr enorm. Man kann jedoch sich selbst nicht noch mehr infizieren, wenn man sich mit dem eigenen Taschentuch öfters die Nase putzt, da der Erreger schon im Körper sitzt. Die eigenen Taschentücher stellen nur eine große Gefahr für alle anderen Personen dar. Krankheitserreger können bis zu 12 Stunden überleben. Deshalb Vorsicht!

Übrigens Personen können sich viel leichter bei Kunststoffgegenständen anstecken, als bei einer Türklinke.

6. RAUMTEMPERATUR

Bei Fieber sollte man die Raumtemperatur eher gering halten. Schweißaufsaugende Bettwäsche ist hier von Vorteil. Steigt die Luftfeuchtigkeit auf über 40 %, ist die Grippe weniger ansteckend. Trockene Luft sorgt für ein höheres Infektionsrisiko. Wissenschaftler empfehlen daher eine Raumtemperatur von um die 20 Grad Celsius.

7. ZIGARETTENRAUCH VERMEIDEN

Über die Schädlichkeit des Rauchens müssen wir uns hoffentlich nicht unterhalten. Es sollte jeder Person klar sein, dass Zigarettenrauch extrem schädlich für jede angeschlagene Person ist. Die Atemschleimhaut ist in dieser Zeit extrem empfindlich. Es ist außerdem erwiesen, dass Kinder, die in einem Raucherhaushalt aufwachsen, bei Influenza stärker leiden als andere. Wissenschaftler der Yale Universität haben herausgefunden, dass Raucher leichter an Influenza sterben als Nichtraucher.

8. FUSSBAD

Regelmäßige Fußbäder regen die Durchblutung der oberen Atemwege an.

Man sollte ein relativ großes Gefäß nehmen, in dem beide Füße gut Platz haben. Es gibt kalte und warme Fußbäder. Kalte Fußbäder wirken zuerst erfrischend, dann entspannend und beruhigend. Warme Fußbäder werden bei Infektionen, Schlafstörungen, Neigungen zu Infekten oder Verstopfung angewandt. Die optimale Temperatur für ein warmes Fußbad liegt bei 37 bis 39 Grad Celsius.

Bei leichtem Fieber ist Zugabe von Zitronenöl eine hervorragende Sache. Die Badedauer sollte 15 Minuten nicht überschreiten.

9. SCHWITZKUR

Bei den ersten Anzeichen einer Grippe wirkt ein Bad oft Wunder. Die Temperatur zwischen 35 und 40 Grad wählen und anschließend sofort ins Bett und 30 Minuten gut zugedeckt durchschwitzen. Bei einer Schwitzkur werden die Viren abgetötet. Hervorragend eignen sich auch Holunderblüten, Lindenblüten, Ingwer, Engelwurz und andere Kräuter zum Ausschwitzen. Die Lindenblüten steigern die Abwehrkräfte, helfen bei Hustenreiz und begünstigen das Schwitzen bei Fieber. Sie können diese Blüten auch in Form eines Tees zu sich nehmen, um das Schwitzen voranzutreiben. Anschließend sofort ins Bett und ausruhen. Das hilft, und am nächsten Morgen fühlt man sich gleich besser.

ei Kreislaufproblemen sollte man allerdings vorsichtig sein, da solche Schwitzkuren sich negativ auf den Blutdruck auswirken können.

10. **GEWÜRZNELKEN**

Gewürznelken haben viele positive Eigenschaften. Der Gewürznelkenbaum ist eine Pflanzenart der Myrtengewächse. Die Nelken sind stark duftend und hinterlassen auf der Zunge einen brennenden Geschmack zurück.

Der Geschmack, der Geruch sowie die Wirkung der Gewürznelken sind den ätherischen Ölen zuzuschreiben. Das ebenso vorkommende Eugonol ist schmerzlindernd, deshalb verwendet man Gewürznelken auch bei Zahnschmerzen. Gewürznelken wirken zudem desinfizierend und gegen eine Vielzahl von Krankheitskeimen.

Bei Grippe zerkauen Sie mehrmals täglich eine Gewürznelke, was die Bakterien fernhält. Sie können aber auch Gewürznelkentee trinken: Einige Gewürznelken circa 10 Minuten in Wasser kochen und über den Tag verteilt kauen.

11. **MEERRETTICH-HONIG-BALSAM**

Ein Stück frischen Meerrettich fein reiben und mit der gleichen Menge Honig vermischen. Die Mischung vor der Verwendung einige Stunden durchziehen lassen. Dreimal am Tag ein Esslöffel von der Mischung wirkt wahre Wunder. Bereits bei Anzeichen eines Infektes sollte man mit der Einnahme beginnen, damit die Grippe erst gar nicht zuschlägt. Vorsicht bei den Augen, Meerrettich reizt die Augen!

Das gut verschlossene Gefäß im Kühlschrank aufbewahren, somit können Sie es bis zu einer Woche verwenden. Je länger der Meerrettich steht, umso mehr verschwinden die ätherischen Öle. Deshalb sollten Sie keine allzu großen Mengen herrichten, sondern lieber kleine Portionen frisch zubereiten.

12. ECHINACEA ODER SONNENHUT

Der Sonnenhut ist eine Heilpflanze, die immunstärkende Wirkung hat. Er ist am ehesten in Form von Tinkturen in Apotheken erhältlich. Der Sonnenhut wirkt antibiotisch, desinfizierend, schmerzstillend und wird zur Förderung der natürlichen Abwehrkräfte zur Vorbeugung eingesetzt. Wirkt außerdem bei grippalen Infekten sowie entzündlichen und eitrigen Prozessen.

Als Aufguss ist der Sonnenhut nicht bekannt.

13. KURKUMA ODER GELBWURZ

In der Gelbwurzel befindet sich Curcumin. Curcumin wird weltweit als Lebensmittelzusatzstoff verwendet. Man findet Curcumin in Marmelade, Senf und Fertiggerichten. Dieser Stoff wirkt enorm entzündungshemmend und schmerzlindernd. Deshalb ist er auch bei Grippe durchaus zu empfehlen. Wirkt auch hervorragend bei Nebenhöhlenentzündungen, ebenso bei Erkrankungen der oberen Atemwege sowie bei Heuschnupfen.

Vorbeugend sollte man mindestens einen halben TL pro Tag zu sich nehmen. Zum Bespiel in heißem Wasser auflösen. Bei akuten Problemen kann man bis zu dreimal täglich eine Dosis zu sich nehmen. Damit das Curcumin seine Kräfte entfalten kann, sollte es etwas ziehen. Die Mischung kann vor dem Verzehr mit etwas Honig verfeinert werden.

Durch die ätherischen Öle wirkt das Kurkuma antiseptisch und antibakteriell.

14. AVOCADOSALAT

Die Avocado wird heute in allen tropischen und subtropischen Ländern angebaut. Avocados werden unreif gepflückt, und selbst im Supermarkt, wenn man sie kauft, sind die Avocados noch nicht reif. Die richtige Reife haben sie dann erlangt, wenn bei Druck gegen die Frucht die Schale leicht nachgibt. Um den Reifeprozess zu beschleunigen, kann man die Früchte in Papier einwickeln und mit Äpfeln zusammen lagern.

Während die Schale ungenießbar ist, ist die Frucht selbst sehr gesund. Mit dem leicht nussigen Geschmack wird die Avocado in der Küche vielseitig verwendet. Als Suppe oder Salat wird diese Frucht vor allem auch in der asiatischen Küche gerne eingesetzt.

Die Avocado enthält kaum Zucker oder Fruchtsäuren. Sie ist ein guter Lieferant für Vitamin C, Phosphor, Kalzium und Eisen. Avocados lassen sich am besten roh verzehren, da sie erwärmt einen bitteren Geschmack bekommen.

15. HANDSCHUHE

Fingerhandschuhe schützen vor Grippeerregern, denn Bakterien und Viren sitzen auf Oberflächen. Das heißt, Sie sollten in 'brenzligen' Situationen immer Handschuhe tragen, um sich nicht anzustecken. Dies betrifft vor allem Personen, die im medizinischen Bereich arbeiten oder die viel mit kranken Menschen zu tun haben. Hier können Handschuhe ein immer wiederkehrendes Anstecken verhindern. Sollte man viel mit Infizierten zu tun haben, besteht die Gefahr einer Ansteckung für einen selbst eher als bei anderen Personen. Die Keime und Viren sitzen auf Türklinken und Gegenständen, die von vielen Personen berührt werden, wie zum Beispiel Geld.

16. ZWIEBELSCHNAPS

Zur Stärkung des Immunsystems Zwiebel fein aufschneiden und mit Kornschnaps oder anderem klaren Schnaps übergießen. In eine Flasche füllen und circa einen Monat ziehen lassen. Bei Bedarf jeden Tag ein wenig zu sich nehmen.

Ist natürlich nur für Erwachsene geeignet!

Für alle nicht Volljährigen kann Zwiebel aufgeschnitten werden und in einer Schale neben das Bett gestellt werden. Die Zwiebeldämpfe lassen die Schleimhäute abschwellen und Sie können leichter atmen.

Ebenso kann man aus den Zwiebeln Zwiebelsaft gewinnen, der hervorragend gegen grippale Infekte wirkt. Die Gewinnung erfolgt in einem Einmachglas, das abwechselnd mit Zwiebel und Zucker geschichtet wird. Anschließend lässt man die Zwiebel einige Zeit ziehen, damit sie den Saft absondert. Das Produkt daraus ist dann der Zwiebelsaft.

17. KIWI

Die Kiwifrucht enthält viel Vitamin C. Wenn Ihre Abwehrkräfte in Ordnung sind, kommen Sie auch gut durch den Winter. Deshalb wäre es ideal, zur Vorbeugung schon jeden Tag eine Ration Kiwi zu sich zu nehmen. Die grüne Frucht mit dem pelzigen Kleid können Sie morgens in Ihr Müsli schnippeln oder auch roh löffeln. Eine Kiwifrucht deckt Ihren Tagesbedarf an Vitamin C. Eine Kiwi hat doppelt so viel Vitamin C wie eine Orange. Beim Kauf sollten Sie darauf achten, dass die Schale hart ist und nicht nachgibt, ansonsten ist die Frucht schon zu weich, bis Sie sie verzehren. Für unterwegs gibt es neuerdings die Mini-Kiwis. Genauso wertvoll wie die große Kiwi, aber einfach handlicher im Umgang für unterwegs. Waschen, reinbeißen, fertig!

18. WASSERTRETEN

Wassertreten, auch Kneippen genannt, ist eine Behandlungsform der Hydrotherapie, die auf den Grundlagen von Sebastian Kneipp beruht.

Füllen Sie kaltes Wasser in Ihre Badewanne oder in eine große Wanne und treten Sie täglich zwei Minuten das kalte Wasser. Die Beine werden bei jedem Schritt komplett aus dem Wasser gezogen. Wassertreten regt den Kreislauf an, der meistens bei grippalen Infekten sowieso angegriffen ist. Am besten vor dem Zubettgehen nochmal in die Wanne und ein angenehmer Schlaf ist Ihnen sicher.

19. HEISSES WASSER TRINKEN

Trinken Sie jeden Tag schon morgens ein Glas heißes, abgekochtes Wasser. Das reinigt den kompletten Körper und gleicht den Flüssigkeitsverlust der Nacht aus. Besonders angenehm zu trinken ist das Wasser, wenn Sie es etwas verfeinern. Fügen Sie Basilikumblätter oder etwas frischen Ingwer hinzu und trinken Sie es über den Tag verteilt. Diese Anwendung aus der ayurvedischen Heilform fügt dem schwachen Körper Wärme zu, die er in dieser Phase besonders dringend benötigt. Das reine Wasser wird vom Körper direkt aufgenommen, da es keinerlei Zusatzstoffe enthält. Wasser ist überhaupt der beste Wohlfühllieferant in der Grippezeit. Alle anderen Getränke, wie Kaffee oder zuckerversetzte Getränke, verdaut der Körper viel schwieriger.

20. MAGNESIUM

Magnesium ist enorm wichtig für Ihr Immunsystem. Da Magnesium für alle Organismen unentbehrlich ist, gehört es zu den essenziellen Stoffen. Deshalb muss Magnesium dem Körper täglich zugeführt werden. Magnesium ist in allen Nahrungsmitteln sowie im Grundwasser enthalten.

Magnesiummangel kann bei Menschen Ruhelosigkeit, Nervosität, Reizbarkeit, Kopfschmerzen, Müdigkeit, Konzentrationsstörungen, Schwächegefühle, Herzrhythmusstörungen sowie Muskelkrämpfe auslösen. Deshalb sollte man Magnesium auch ohne Erkrankung zur Prophylaxse einnehmen, um keinen Mangel auftreten zu lassen. Sollten Sie jedoch Anzeichen einer Grippe wahrnehmen, greifen Sie gleich zu Magnesium.

21. CAYENNEPFEFFER

Der Cayennepfeffer besteht aus gemahlenen Chilis. Er stammt ursprünglich aus Lateinamerika und wurde von Seefahrern nach Europa importiert. Er enthält den Wirkstoff Capsaicin, der für den scharfen Geschmack verantwortlich ist. Dieser Wirkstoff regt die Schmerz- und Wärmerezeptoren der Haut an und bewirkt so eine gesteigerte Durchblutung. Wirkt auch bei schmerzhaften Muskelverspannungen und hilft auch hervorragend bei kalten Händen und Beinen. Das bekannte ABC-Pflaster enthält den Wirkstoff des Cayennepfeffers.

Cayennepfeffer wird nicht oral eingenommen, sondern nur in Form von Salben, Cremen oder Tinkturen verwendet. In Schmerzsituationen wirkt der Cayennepfeffer so auf die Nerven ein, dass die Schmerzsignale nicht mehr empfangen werden und somit eine Linderung eintritt. Aufgrund von Hautreizungen niemals zu lange ein und dieselbe Stelle behandeln.

Achtung bei den Augen!

22. OBST UND GEMÜSE

Fünf Portionen täglich stärken die Immunabwehr. Sollten Sie kein Gemüsefan sein, nehmen Sie wenigstens Nahrungsergänzungsmittel, um auf Ihre tägliche Ration zu kommen. Lassen Sie sich in Ihrer Apotheke ausführlich beraten.

Als Faustregel gilt: Ernähren Sie sich nach dem Ampelsystem, um genügend Vitamine zu sich zu nehmen. Obst und Gemüse mit intensiver roter, gelber und grüner Färbung. Zum Beispiel: Aprikosen, Kürbis, Brokkoli, Spinat, Möhren, Paprika, Papaya, Kiwi, Johannisbeeren oder Gurken. Diese Nahrungsmittel enthalten extrem viele Vitalstoffe, um Sie gesund durch den Winter zu bringen. Deshalb nehmen Sie am besten schon rechtzeitig gesunde Stoffe zu sich, um gar nicht erst krank zu werden.

23. BEWEGUNG

Bewegung wird in der heutigen Zeit leider sehr vernachlässigt. Dabei ist es enorm wichtig, Ihren Körper fit und vital zu halten. Wenn Sie bereits krank sind, ist es zu spät. Bewegen Sie sich mindestens dreimal wöchentlich Ihrem Alter gemäß. Das heißt, jeden zweiten Tag ein Spaziergang in der frischen Luft tut Ihrem Immunsystem extrem gut. Dies erfordert keine große Anstrengung und ist für jede Person machbar. Muskeltraining wäre auch von Vorteil, deshalb informieren Sie sich, welche Sportart für Sie in Frage kommt und fangen Sie sofort damit an. Damit Ihr Immunsystem sich aufbauen kann und nicht für jede Erkältung empfänglich ist.

24. VITAMIN E

Vitamin E macht Jagd auf freie Radikale, die unsere Zellen angreifen. Dieses Vitamin kommt in Nüssen, Vollkorngetreide, Sonnenblumen sowie Sojaöl vor. Das Vitamin E zählt zu den fettlöslichen Vitaminen, wird im Körper hauptsächlich im Fettgewebe und der Nebenniere gespeichert und über den Stuhl ausgeschieden. Vitamin E wirkt entzündungshemmend, hat positive Wirkung bei der Aufrechterhaltung des Nervensystems und der Skelettmuskulatur. Ebenso wird dem Vitamin E ein Schutz vor der Entstehung von Tumorzellen nachgesagt.

Vitamin E wird ausschließlich in Pflanzen und einigen Bakterien gebildet. Der Mensch ist darauf angewiesen, es durch die Nahrungszufuhr zu sich zu nehmen. Deshalb eignen sich Öle als hervorragende Spender. Des Weiteren zählen Spargel, Bohnen, Brokkoli, Tomaten, Karotten sowie Roggen, Mais, Haferflocken und Weizenkleie zu den Vitamin-E-Spendern. Da das Vitamin E auch von Tieren aufgenommen wird, sind tierische Produkte wie Mich, Eier und Fleisch ebenso als Quelle gut geeignet.

25. WENIG ZUCKER

Zucker schwächt das Immunsystem und den ganzen Körper. Bei Erkältungen ist zu viel Zucker, der ja zum Teil auch im Mundraum und in den Zähnen haften bleibt, ungünstig, da er die lokale Abwehr schwächt. Einige Bakterien verstoffwechseln den Zucker und können so das bereits angegriffene Immunsystem zusätzlich belasten. Man darf auch nicht außer Acht lassen, dass bereits fast in jedem Lebensmittel eine geringe Menge an Zucker vorkommt und man somit sowieso immer eine kleine Menge an Zucker zu sich nimmt. Deshalb sollte bei grippalen Infekten auf zusätzlichen Zuckerkonsum verzichtet werden.

26. HEISSER HOLUNDERSAFT

Täglich eine Tasse mit heißem Holundersaft stärkt die Immunabwehr. Gerade bei grippalen Infekten oder Fieber zeigt er hervorragende Wirkung. Nicht zu viel kochen, damit die Inhaltsstoffe erhalten bleiben. Er wirkt stark schweißtreibend und lässt bei anschließender Bettruhe die Bakterien verschwinden.

Vorbeugend ist der Verzehr von Holundersaft ebenso anzuraten, denn er ist reich an Vitamin C und kann so den Vitaminhaushalt für die kalte Jahreszeit ordentlich auffüllen. Außerdem enthält er Vitamin B, ätherische Öle sowie Fruchtsäuren.

27. FOLSÄURE

Folsäure ist für den Körper enorm wichtig, weil sie an einer großen Zahl von Stoffwechselprozessen beteiligt und daher extrem wichtig für den Zellteilungs- und Wachstumprozess ist. Ist zu wenig im Körper vorhanden, können diese Vorgänge nicht normal ablaufen. Zu den natürlichen Folsäurelieferanten zählen Hefe, Hülsenfrüchte, Vollkornprodukte, Blattgemüse, Avocado, Rote Beete, Brokkoli, Karotten, Radieschen, Kohl, Rucola, Spinat, Tomaten, Eigelb, Nüsse, Obst, Fisch und Fleisch.

Das Vitamin ist sehr empfindlich gegenüber Licht, deshalb sollten lange Lagerungs- und Kochzeiten bei den Lebensmitteln vermieden werden. Ebenso reduziert bei hellhäutigen Menschen exzessive Sonneneinstrahlung die Folsäure.

28. PAPAYASAMEN

Die schwarzen Kerne stärken die Immunabwehr und die Schleimhäute. Carica Papaya, so werden sie wissenschaftlich genannt, sind fast noch wertvoller als die Frucht selbst. Meistens werden sie bei uns weggeworfen, weil wenigen Personen bekannt ist, wie gut sie wirken.

Früher galten die kleinen schwarzen Kerne als giftig, was sich aber als Irrtum herausstellte. Man kann sie roh verzehren oder mahlen und als Pfefferersatz verwenden. Der Geschmack des gemahlenen Papayakerns ähnelt dem Pfeffergeschmack. Sollte der stark bittere Geschmack des Papayakerns für Sie ungewöhnlich sein, verfeinern Sie ihn mit etwas Honig.

29. AROMABAD

Durch die Anwendung von ätherischen Ölen im Aromabad stellt sich schnell ein entspannter Zustand ein. Diese Bäder wirken auch oft stimmungsaufhellend und sehr erfrischend. Ein Aromabad fördert die Durchblutung, hervorragend dazu passen Aromastoffe wie Eukalyptus. In jedem handelsüblichen Geschäft bekommen Sie Aromabäder von Tetesept. Während so eines Aromabades gelangen die duftangereicherten Moleküle in den Körper, somit beflügeln sie ihn.

Aromabäder können Sie zeitlich unbegrenzt genießen. Zusatzstoffe verfeinern die Bäder, es werden Ziegenmilch, Molke oder sogar Bier als Badezusatz verwendet. Atmen Sie tief und langsam die angenehmen Düfte durch Ihre Nase ein, somit wird Ihre Nase zunehmend offener und freier.

30. FENSTER AUF

Regelmäßiges Lüften, damit die Luft im Zimmer nicht zu trocken wird und somit die Schleimhäute angreift. Richtiges Lüften ist die Voraussetzung für ein gesundes Raumklima. Wird zu wenig gelüftet, füllt sich die Luft mit Schadstoffen und unangenehmen Gerüchen. Lüftet man zu viel, wird die Luft im Raum zu trocken. Das Kippen der Fenster über längere Zeit eignet sich im Winter nicht. Am besten Sie öffnen Türen und Fenster gleichzeitig und lassen für kurze Zeit die frische Luft in den Raum. Wohnräume sollten öfters am Tag gelüftet werden, Schlafräume nach dem Aufstehen und vor dem Zubettgehen.

31. EINE SCHÜSSEL WASSER AUFSTELLEN

Wenn Sie eine Schüssel dampfendes Wasser in den Raum stellen, erhöht es die Luftfeuchtigkeit und es tut den Schleimhäuten gut. Das dampfende Wasser bereichert die Atemluft und Ihre Schleimhäute werden es Ihnen danken.

32. NASENSPÜLUNG

Spülen Sie Ihre Nase am besten mit lauwarmen Wasser oder mit Kamillentee aus. Sie können aber auch in der Apotheke Nasenspülungen mit Zusatzstoffen (damit Sie leichter Luft durch die Nase bekommen) kaufen. Dadurch wird Ihre Nase durchgespült und die Keime werden weggespült.

33. VIEL TRINKEN

Trinken Sie bei Erkältungen mindestens 1,5 bis 2 Liter Wasser am Tag. So schaffen Sie es, die Haut und Schleimhäute feucht zu halten. Den Erregern wird es in der kalten Jahreszeit sehr leicht gemacht, sich auszubreiten. Die Schleimhäute werden durch die trockene Luft, die durch die Heizung entsteht, extrem ausgetrocknet. Wenn die Schleimhäute schon mal ausgetrocknet sind, ist die Barrierefunktion unterbrochen. So haben die Viren und Bakterien ein leichtes Spiel, sich in den Schleimhäuten auszubreiten. Deshalb ist es so empfehlenswert, gerade in der kalten Jahreszeit viel zu trinken.

Sie können auch gerne Kräutertees oder andere ungezuckerte Flüssigkeiten zu sich nehmen.

34. HÜHNERSUPPE

Das Allheilmittel bei Erkältungen: Hühnerbrühe. Die Inhaltsstoffe wirken antibakteriell und hemmen Infekte. Frisch zubereitet ein wahrer Erkältungskiller. Jedoch Vorsicht! Fertige Packerlsuppen haben nicht die gleiche Wirkung wie eine selbst zubereitete Suppe. Inzwischen wurde sogar wissenschaftlich nachgewiesen, dass die gute alte Hühnersuppe bestimmte weiße Blutkörperchen, die Entzündungen und Schwellungen der Schleimhäute auslösen, vernichtet.

Zutaten für die Hühnersuppe:

1 Suppenhuhn, Salz, 1 Bund Suppengrün, Pfefferkörner, 1 Zwiebel, Petersilie sowie einige Möhren.

35. DICKE WOLLSOCKEN

Dicke Socken sind einfach der Hammer. Sie halten die Füße warm. Bei kalten Füßen stockt die Durchblutung und gerade bei einer Erkältung können Sie kalte Füße nicht gebrauchen.

36. SCHLEIMLÖSER

Medikamente mit dem Bestandteil Acerylcystein begünstigen die Verflüssigung des Schleimes in Ihrem Rachen. Damit fällt Ihnen das Abhusten hinterher wieder leichter. Der hustenlösende Stoff wird vor allem bei langanhaltender chronischer Bronchitis eingesetzt. In Ihrer Apotheke erhalten Sie Medikamente mit diesem Bestandteil in Form von Brausetabletten oder Saftform.

37. **RICHTIG NASE PUTZEN**

Es wurde festgestellt, dass Hochziehen gesünder ist, als die Nase zu putzen!

Putzen Sie Ihre Nase nicht zu heftig. Denn wenn Sie die Nase zu heftig putzen, können die Sekrete über die Ohrtrompeten in das Mittelohr gelangen und eine Ohrentzündung auslösen. Am besten immer ein Nasenloch zuhalten beim Naseputzen. Auch sollte man bei Infekten keine Stofftaschentücher benutzen. Das feuchtwarme Klima in den Taschentüchern verteilt die Keime nur umso mehr.

38. **ERKÄLTUNGSTRUNK**

Mixen Sie 100 ml Karottensaft, 100 ml frisch gepressten Orangensaft, etwas Ingwer, etwas Zitrone und trinken Sie den Saft zweimal täglich.

Sie können auch den Saft einer Zitrone, 1 Stück Ingwer, etwas Chili und einen EL Honig mit etwas kochendem Wasser mixen und über den Tag verteilt trinken.

39. **HYGIENE**

Papiertaschentücher nach Gebrauch sofort wegwerfen, sonst steckt man sich wieder selbst damit an. Waschen Sie so oft es geht Ihre Hände. Niesen und husten Sie niemals in den Raum. Bleiben Sie der Allgemeinheit fern, wenn Sie der Grippevirus erreicht hat. Unnötiges Anstecken von anderen Personen ist nicht notwendig. Vermeiden Sie das Händeschütteln, solange Sie erkrankt sind. Bakterien und Viren werden so nur noch schneller verbreitet. Benützen Sie Gebrauchsgegenstände nur für sich allein (Handtücher, Zahnbürste und so weiter).

40. HOLUNDERTEE

Zwei Teelöffel getrocknete Holunderblüten mit einer Tasse gekochtem Wasser übergießen und 10 bis 15 Minuten ziehen lassen. Holundertee enthält Vitamin C und B. Täglich ein bis zwei Tassen zu sich nehmen. Für die heilsame Wirkung des Holunders kommen eine große Anzahl verschiedener Inhaltsstoffe in Frage.

Mineralien, ätherische Öle, Sterole, Kaliumsalze und Folsäure kommen in den Holunderblüten vor. Bei Erkältungen und Schnupfen vor dem Zubettgehen getrunken, garantiert der Holunder eine ordentliche Schwitzkur. Zur Stärkung des Immunsystems werden Holunderbeeren bevorzugt. Sie können daraus Saft oder Gelee zubereiten.

41. SCHLAFPOSITION VERÄNDERN

Benutzen Sie ein zusätzliches Polster beim Schlafen. So kann das Sekret nicht wieder zurück in den Rachen laufen und die Nasennebenhöhlen infizieren.

42. SCHWARZE JOHANNISBEERE

Die Johannisbeere enthält viele Vitamine und Gerbstoffe. Aus der schwarzen Johannisbeere kann man Saft oder Marmelade herstellen. Die Beere wirkt entzündungshemmend und wassertreibend. Außerdem enthalten die Beeren Kalium, Kalzium, Eisen, Magnesium, Phosphor, Ballaststoffe, Provitamin A, Vitamin B, E, K, P, PP und Pektin. Sie sehen: eine wirklich wertvolle Beere, die sehr gesundheitsfördernd ist. Ricola Bonbons oder Bach Pastillen enthalten ebenso schwarze Johannisbeere.

43. ZINK

Zink ist unverzichtbar für unsere Gesundheit. Es ist wichtig für das Wachstum, die Haut, den Insulinspiegel und für das Immunsystem. Täglich etwas Zink hemmt die Vermehrung der Schnupfenerreger, weil es entzündungshemmend wirkt. Können Sie auch vorbeugend einnehmen, denn die Abwehrfunktion unseres Körpers hängt von dem Zinkgehalt in unserem Körper ab. In der Apotheke bekommen Sie ganz unterschiedliche Zinkpräparate. Lassen Sie sich beraten.

44. HÄNDE WASCHEN

Ganz wichtig in der Schnupfenphase: so oft wie möglich Hände waschen, denn so gelangen die Viren und Bakterien erst gar nicht in den eigenen Körper. Wir fassen uns relativ oft ins Gesicht, da ist es dann ganz schnell möglich, die Schnupfenviren zu übertragen.

45. GINSENG

Ginseng ist eine krautige Pflanze aus dem asiatischen Raum. Dort wird diese Pflanze schon lange medizinisch angewandt. In Asien wurden verschiedene Studien durchgeführt, die ergaben, dass Ginseng den Körper vor Erkrankungen schützt. Bei Erkältungen und grippalen Infekten wird der Ginseng erfolgreich eingesetzt, damit es erst gar nicht zu einer Erkrankung kommt. Außerdem erhellt der Ginseng das Gemüt, und das ist gerade in einer Erkältungsphase enorm wichtig.

Ginsengprodukte erhalten Sie in Form von Tonikum und Geriatrikum in Ihrer Apotheke.

46. SAUNA

Dieser Tipp ist eher ein Tipp zur Vorbeugung. Denn regelmäßiges Saunieren stärkt Ihre Abwehr und baut Ihr Immunsystem auf. Sollten Sie aber schon schwer erkrankt sein, warten Sie lieber etwas ab, bis Sie wieder die Sauna benützen. In dieser Phase können die heißen Temperaturen für Ihren Körper etwas zu viel sein, da die Hitze das Immunsystem schwächen kann. Sollte die Erkältung aber nur leicht sein oder schon wieder im Abklingen, steht einem Saunabesuch nichts im Wege.

47. TAIGAWURZEL

Die sibirische Wurzel ist hauptsächlich als Tee bei uns bekannt. Sie hat eine positive Wirkung auf das Immunsystem, steigert die Leistungs- und Konzentrationsfähigkeit und wirkt gegen Müdigkeit und Schwächezustände. Erhält man als Pulver, als alkoholischen Auszug in flüssiger Form, als Tee oder als Extrakt.

48. MIT SALZWASSER INHALIEREN

Salzwasser beugt vor und killt die Erreger in der Nase. Bringen Sie einen Liter Wasser zum Kochen, mengen Sie dem Wasser etwas Speisesalz bei und inhalieren Sie mit einem Handtuch über dem Kopf den Wasserdampf ein. Neben den haushaltsüblichen Varianten gibt es auch spezielle Geräte für die Inhalation. Bei den Geräten (Inhalatoren) gelangt der Dampf genau dort hin, wo er gebraucht wird und kann somit weder die Augen noch andere Gesichtspartien reizen. Einen Dampfinhalator erhalten Sie schon ab acht Euro in der Apotheke.

49. CURRY

Curry kennt man im europäischen Raum eigentlich nur als asiatisch-indisches Gewürz. Doch Curry hat viele positive Eigenschaften, die der Gesundheit zugutekommen. Curry enthält alle wichtigen Antierkältungsgewürze wie Pfeffer, Kurkuma, Ingwer, Kreuzkümmel, Senf, Kardamom, Nelken, Koriander, Paprika und Curryblätter.

50. HUSTENTEE

Hustentee wirkt schleimlösend, auswurffördernd und reizlindernd. Wenn Sie den Tee selbst machen, können Sie ganz unterschiedliche Kräuter für die Teemischung verwenden.

Nehmen Sie 10 g Anis, 10 g Thymian, 10 g Spitzwegerich, 10 g Eibisch, 10 g Königskerze, 10 g Schlüsselblume, 10 g Veilchen.

Brühen Sie den Tee mit einem Esslöffel Teemischung pro Tasse auf. Den Tee 10 bis 15 Minuten ziehen lassen. Abseihen und den Tee mit etwas Honig süßen. Trinken Sie den Tee in kleinen Schlucken und atmen Sie den Duft des Tees in die Nase ein.

51. QUARKWICKEL

Quark enthält wie Milch lebenswichtige Nährstoffe und trägt zu einer gesunden Ernährung bei. Das Hausmittel ohne Nebenwirkungen vermag hustenstillend zu wirken. Trocknet den Schleim, senkt Fieber und sorgt für einen ruhigen Schlaf.

Wickeln Sie den Quark in ein Geschirrtuch und legen Sie den Quarkwickel über Nacht auf die Brust. Fixieren Sie den Wickel mit einem Tuch oder Schal.

52. KOPFDAMPFBAD

Majoran mit 1 Liter kochendem Wasser übergießen, kurz ziehen lassen. Mit dem Handtuch über dem Kopf 15 Minuten inhalieren. Alternativ gibt es in Ihrer Apotheke schon fertig zusammengemischte Dampfbäder, die Sie nur noch mit Wasser aufgießen müssen. Es eignen sich fast alle Heilkräuter, um ein Dampfbad daraus zu machen.

53. LUFTFEUCHTIGKEIT

Legen Sie Handtücher über die Heizung oder hängen Sie nasse Tücher in der Wohnung auf. Feuchte Luft erleichtert das Atmen und ist gut für die Schleimhäute. Zu trockene Luft ist nicht von Vorteil bei einer Erkältung. Bei zu trockener Luft verbreiten sich die Viren schneller als bei hoher Luftfeuchtigkeit. Optimal ist eine Raumtemperatur von 20 Grad Celsius und eine Luftfeuchte von 50-60 %. Dies schafft einerseits die schlechtesten Transportbedingungen für die Viren, andererseits aber die besten Arbeitsbedingungen für die Schleimhäute der Atemwege.

53. PASTILLEN LUTSCHEN

Lutschen Sie Bonbons oder Pastillen, um Ihren Rachen zu befeuchten. Eukalyptusbonbons beruhigen Ihren Rachen. Lutschpastillen sind sowohl zur Vorbeugung von Erkältungen als auch zur Behandlung entzündlicher Erkrankungen im Mund und Rachenraum bestens geeignet. In Ihrer Apotheke oder im Reformhaus finden Sie die unterschiedlichsten Pastillen.

54. KARTOFFELWASSER MIT HONIG

Kartoffeln haben eine krampflösende Wirkung bei Husten und beruhigen die Atemwege.

Kochen Sie Kartoffeln im ungesalzenen Wasser. Nehmen Sie die Kartoffeln aus dem Wasser und versüßen Sie das Wasser mit etwas Honig. Trinken Sie dieses Wasser über den Tag verteilt.

55. KNOBLAUCHMILCH

Erhitzen Sie die Milch, bitte nicht kochen, nur erwärmen. Kurz vor dem Siedepunkt geben Sie 1 bis 3 Knoblauchzehen hinzu und rühren etwas Honig dazu. Knoblauch hat eine antibiotische Wirkung und beruhigt den Husten. Regelmäßiges Zusichnehmen von Knoblauch verhindert das Ausbrechen von Infektionskrankheiten. Für alle Abergläubische unter uns: Früher trug man als Vorbeugung gegen Keuchhusten Knoblauch in den Schuhen.

56. ZWIEBELSAFT

Nehmen Sie 2 Zwiebeln, kochen Sie diese mit etwas Zucker und Wasser auf. Damit ist der Zwiebelsaft gegen Husten fertig angesetzt. Stellen Sie ihn für 1 bis 2 Stunden in den Kühlschrank. Decken Sie den Topf zu, damit die Inhaltsstoffe nicht verloren gehen. So hergestellt können Sie den Saft 3 bis 4 Tage verwenden.

Am besten alle zwei Stunden einen Teelöffel. Zwiebelsaft ist ein altes und bewährtes Hausmittel, das sogar mit Arzneimitteln mithalten kann.

57. KAPLAND-PELARGONIE

Im 19. Jahrhundert reiste ein Engländer nach Südafrika und dort erfuhr er von der hervorragenden Wirkung der Kapland-Pelargonie. Es handelt sich dabei um die abgekochte Wurzel der Pelargonie, die ein Wundermittel gegen Atemwegserkrankungen sein sollte. Heute bekommt man dieses Präparat schon fix und fertig in der Apotheke zu kaufen.

58. HONIG

Honig hat antibiotische Eigenschaften und ist bei uns als Heilmittel schon lange bekannt. Er lindert den Hustenreiz und beruhigt die Atemwege. Nehmen Sie am besten etwas Honig in den Mund und lassen Sie den Honig auf der Zunge zergehen. Bei leichtem Husten wirkt der Honig besser als herkömmlicher Hustensaft, wurde in einer Studie festgestellt. Seinen Effekt führen Mediziner vor allem auf die antimikrobielle Wirkung des Bienenproduktes zurück.

59. BRONCHIALSALBE

Beim ersten Anzeichen einer Husteninfektion sofort mit einer Bronchialsalbe einreiben. Diese Salben erleichtern das Atmen und sollten am besten über Nacht in Form eines Wickels angewendet werden. Über das Einatmen durch die Nase und den Mund gelangen die Wirkstoffe in die kleinen Gefäße und helfen dort, den Schleim zu lösen. Man kann auch zusätzlich Kamille oder Pfefferminze zum Einatmen verwenden. Bronchialsalben von den verschiedensten Anbietern erhalten Sie in der Apotheke.

60. HEUBLUMENSÄCKCHEN

Heublumensäckchen erhalten Sie in Ihrer Apotheke. Erwärmen Sie das Säckchen über Wasserdampf und legen Sie es so heiß wie möglich auf Ihrer Brust auf. Mit einem Schal umwickeln und circa 45 Minuten einwirken lassen. Heublumen wirken durchblutungsfördernd, entzündungshemmend und beruhigend. Die besonders Fleißigen können ihr Leinensäckchen auch selbst mit Heublumen füllen.

61. SPAZIEREN GEHEN

Verzichten Sie bei einer starken Erkältung auf Sport. Gegen Spaziergänge an der frischen Luft ist aber nichts einzuwenden. Gemütliche Spaziergänge erweitern die Bronchien und Hustenbakterien haben so kaum eine Chance.

62. HEISSE MILCH MIT HONIG

Bei trockenem Husten hilft Milch mit Honig, um den Husten zu lindern. Sollten Sie aber an Husten mit Sekretabsonderungen leiden, ist dieses Hausmittel nicht anzuwenden. Ansonsten gilt die heiße Milch mit Honig als altbewährtes Hausmittel, das Kratzen im Hals mildert. Es liegt vor allem an den Inhaltsstoffen des Honigs, die auch pur oder in Kombination mit Tee wirken. Sie können auch den Honig pur auf der Zunge zergehen lassen.

63. HUSTENSTILLER

Hustenstiller erhalten Sie in Form von Tropfen und Pastillen in Ihrer Apotheke. Lindern den Hustenreiz. Für Kinder gibt es ihn als Saft.

64. HUSTENSAFT MIT EFEU

Die immergrüne Pflanze des Efeus hat schon eine lange Heilgeschichte hinter sich. Der Efeu entfaltet seine wohltuende Wirkung durch spezielle Wirkstoffe, die in den Blättern verborgen sind. Der Efeu verflüssigt den Bronchialschleim und erweitert die Bronchialmuskulatur. In der Apotheke erhältlich.

65. LINDENBLÜTENTEE

Lindenblüten werden seit langem als Heilmittel eingesetzt. Der Tee wirkt bei Infekten der Atemwege aufgrund der Schleimstoffe hustenreizstillend und hilft gegen Halsschmerzen. Andere Inhaltsstoffe geben der Lindenblüte schmerzstillende und entzündungshemmende Wirkung. Daher wird sie auch bei fieberhaften Erkältungen angewandt.

66. KAPUZINERKRESSE

Die Inhaltsstoffe der Kapuzinerkresse, wie zum Bespiel die Senföle, wirken bei bestimmten Viren, Bakterien und Hefepilzen. Kapuzinerkresse kann auch bei Schmerzen oder zur Wundheilung verwendet werden.

Fertige Präparate gibt es in der Apotheke. Sie wirken antibakteriell.

67. PRIMELWURZEL

Die aromatisch duftende Primelwurzel hat starke Wirkung auf die Atemwege und ist reich an schleimverflüssigenden Inhaltsstoffen, die entzündungshemmend wirken. Der Wirkstoff der Wurzel eignet sich hervorragend bei Entzündungen der Atemwege sowie bei dauerhafter Bronchitis.

68. ZITRONENWICKEL

Schneiden Sie eine Zitrone in Scheiben und legen Sie die Stücke auf ein Baumwolltuch. Pressen Sie das Tuch so fest zusammen, bis sich der Zitronensaft auf das Tuch verteilt hat. Legen Sie den Wickel dann auf Ihre Brust und lassen Sie ihn circa eine Stunde einwirken. Zitronen haben eine zusammenziehende Wirkung, das heißt, sie unterstützen das Abschwellen des Gewebes bei einer Entzündung.

69. THYMIANBAD

Etwas Thymian mit einem Liter kochendem Wasser übergießen und 20 Minuten ziehen lassen, bevor Sie es dem Badewasser hinzufügen. Baden Sie 15 Minuten und atmen Sie den Thymiandampf tief ein. Man verwendet Thymian hauptsächlich bei Keuchhusten. In Ihrer Apotheke bekommen Sie auch fertige Teemischungen zu kaufen.

70. MIT SALZWASSER GURGELN

Einen Teelöffel Salz in eine Tasse lauwarmes Wasser geben und auflösen lassen. 2 bis 3 Mal am Tag mehrere Minuten damit gurgeln. Salz desinfiziert den Hals. Viren mögen diese salzige Mischung gar nicht. Sie lässt die Schleimhäute abschwellen und tötet die Bakterien ab. Ein erprobtes Mittel gegen Halskratzen.

71. KARTOFFELWICKEL

Kochen Sie Kartoffeln und wickeln Sie diese mit der Schale in ein Küchentuch oder in eine Papierserviette. Zerdrücken Sie die Kartoffeln mit einem Nudelholz. Prüfen Sie die Temperatur und wickeln Sie sich den Kartoffelumschlag mit einem Tuch um den Hals. Bei Halsschmerzen lassen Sie den Wickel so lange einwirken, wie es angenehm ist. Kartoffelwickel haben eine schmerzlindernde, wohltuende Wirkung.

72. KALTER HALSWICKEL

Ein kalter Halswickel hemmt die Entzündung und reguliert die Zirkulation in der Schleimhaut. Wirkt auch beruhigend auf den Kehlkopf.

Geschirrtuch in kaltes Wasser tauchen, ausdrücken und um den Hals wickeln. Befestigen Sie den Wickel mit einem Wollschal oder einem größeren Tuch. Lassen Sie den kalten Wickel über Nacht einwirken.

73. REGELMÄSSIG TRINKEN

Genügend Flüssigkeit ist bei Halsbeschwerden extrem wichtig. Damit sich die Halsschmerzen bald wieder verflüchtigen, spielt Wasser eine große Rolle. Ihre Halsschleimhäute werden feucht gehalten und Viren und Bakterien ausgespült. Durch das feuchte Klima können sich Erkältungsviren nicht so gut ausbreiten.

74. GURGELN MIT KAMILLENTEE

Die Kamille wirkt antiseptisch und ist eine der allerbeliebtesten Heilpflanzen in Europa. Den Kamillentee am besten so heiß wie möglich zu sich nehmen, damit er die unerwünschten Erreger im Rachenraum abtöten kann. Gurgeln Sie, oder trinken Sie den Kamillentee über den Tag verteilt. Nehmen Sie einfach einige Kamillenblüten und übergießen Sie diese mit heißem Wasser. Lassen Sie diese Mischung 10 Minuten ziehen und fertig ist der Zaubertank. Gerne können Sie auch fertigen Kamillentee verwenden.

75. SALBEITEE

Salbei wirkt entzündungshemmend und schweißhemmend. Für diese Wirkung sind Bitterstoffe im Salbei verantwortlich. Einige Blätter Salbei mit heißem Wasser übergießen und 10 Minuten ziehen lassen. Gurgeln Sie bis zu zwei Mal täglich oder trinken Sie den Salbeitee nach Bedarf. Sie können auch hier wieder fertigen Salbeitee in Ihrer Apotheke kaufen und verwenden.

75. HEISSEN DAMPF EINATMEN

Heiße Dämpfe befeuchten die Schleimhäute und sorgen für ein feuchtes Klima. Wer seinen Kopf über einen heißen Topf hält und die Dämpfe einatmet, wird schnell feststellen, wie schnell man ins Schwitzen kommt. Wer lieber die fachmännische Variante will, kann sich in der Apotheke ein Inhaliergerät anschaffen und so den Wasserdampf einatmen. Ab einer Temperatur von circa 45 Grad werden Viren und Bakterien abgetötet.

76. HEISSE ZITRONE

Gießen Sie den Saft einer Zitrone mit heißem Wasser auf. Zitronen enthalten viel Vitamin C und sind für Erkältungen sehr zu empfehlen. Das Vitamin agiert im Körper als Radikalfänger. Es fängt freie Radikale ab und sorgt für einen verbesserten Zellschutz. Sie können die heiße Zitrone aber auch als Vorbeugemittel gegen Erkältungen verwenden. Trinken Sie über den Winter verteilt immer wieder dieses Getränk und Ihr Immunsystem wird dadurch aufgebaut.

77. INGWERTEE

Ingwertee hat eine wärmende und wohltuende Wirkung. Ebenso regt er die Durchblutung an und sorgt so für einen angenehmen Effekt. Die ätherischen Öle und Scharfstoffe, vor allem das Gingerol, sind entscheidend für die positive Wirkung des Ingwers. Den Wirkstoffen im Ingwer werden ähnliche Wirkungen zugeschrieben wie Schmerztabletten. Ingwer wirkt außerdem antibiotisch und immunstärkend. Nehmen Sie eine frische Ingwerknolle, schälen und raspeln Sie die Knolle und lassen Sie alles 10 Minuten in heißem Wasser ziehen.

78. ZIMT TEE

Zimt wirkt lindernd bei Halsbeschwerden und Heiserkeit. Ebenso wirkt Zimt positiv auf die entzündenden Nasenschleimhäute und hat eine abschwellende Wirkung. Zimt gilt seit langem als effektives Hausmittel zur Behandlung von Halsbeschwerden. In Kombination mit etwas Honig soll es das Wundermittel schlechthin sein. Mischen Sie etwas Zimtöl mit etwas Honig, geben Sie warmes Wasser hinzu und schon sind Ihre Halsprobleme verschwunden. Bei schlechtem Atem, der bei Halsentzündungen meistens ein Problem ist, wirkt diese Honig-Zimtölmischung hervorragend und beschert Ihnen den ganzen Tag frischen Atem.

Sie können den Zimttee zubereiten, indem Sie eine Zimtstange mit einem Teebeutel, etwas Süßstoff und Milch ziehen lassen. Gerne können Sie auch anstatt der Zimtstange ganz normalen gemahlenen Zimt verwenden.

79. WARM HALTEN

Heute ist es modern, sich im Winter genauso leicht zu kleiden wie im Sommer. Deshalb schreiten auch die kleinen Erkältungskrankheiten immer mehr voran. Sobald Sie bemerken, dass Sie Halsprobleme bekommen, wickeln Sie Ihren Hals mit adretten Tüchern ein. Da es ja durchaus modern ist, nette Schals zu tragen, verbinden Sie das Moderne mit dem Nützlichen. Wickeln Sie Ihren Hals immer gut ein, somit ersparen Sie sich die eine oder andere Erkältung. Wenn der Hals schön warm eingewickelt ist, fördert das auch die Durchblutung.

80. FRISCHE LUFT

Stark überheizte und warme Räume reizen die Schleimhäute noch mehr, als sie es schon sind. Deshalb gehen Sie raus an die frische Luft. Kleine Spaziergänge oder kurze Frischluftkuren tun Ihnen mit Sicherheit gut. Sie werden sich danach wieder fitter und vitaler fühlen.

81. DURCH DIE NASE ATMEN

Die Nase filtert beim Atmen Bakterien aus der Luft. Deshalb sollten Sie wenn möglich durch die Nase atmen. Mundatmung trocknet die Schleimhäute aus und bei einer Halsentzündung gelangen somit noch mehr Bakterien in Ihren Rachen.

82. WECHSELDUSCHEN

Unter Wechselduschen versteht man mehrfach abwechselndes Duschen mit warmem und kaltem Wasser. Dem Wechselduschen wird belebende Wirkungen zugeschrieben, da sich hierbei die Gefäße schnell erweitern und zusammenziehen.

Beginnen Sie die Wechseldusche am besten mit heißem Wasser. Nach einigen Minuten wechseln Sie zu kaltem Wasser, danach stellen Sie es wieder auf heißes Wasser um und so weiter. Es gilt: je heißer desto besser und umgekehrt, je kälter desto besser.

Ältere Personen mit Herz-Kreislaufproblemen sollten auf extreme Kälteunterschiede verzichten. Das heißt, der Unterschied der Temperaturen sollte nicht so extrem sein.

Wenn Ihnen der Temperaturunterschied zu unangenehm sein sollte, beginnen Sie langsam und nur mit einzelnen Körperteilen wie Arme und Beine.

83. VERDÜNNTER FRUCHTSAFT

Pure Fruchtsäfte enthalten viel Fruchtsäure. Das heißt, bei Halsbeschwerden nehmen Sie Fruchtsäfte am besten gar nicht oder nur in extrem verdünnter Form zu sich. Die Fruchtsäure reizt die Schleimhäute Ihres Rachens nur noch mehr. Trinken Sie lieber Tee.

84. PFEFFERMINZTEE

Die Pfefferminze ist eine beliebte Heil- und Gewürzpflanze und ist in Europa hauptsächlich als Tee bekannt. Die Blätter der Pfefferminze enthalten ätherische Öle und werden deshalb gerne als Teemischung verwendet. Die Pflanze wirkt antimikrobiell und antiviral sowie kühlend und abschwellend.

Brühen Sie frische Pfefferminzblätter selbst auf oder nehmen Sie fertige Mischungen aus der Apotheke.

85. ANIS-THYMIANTEE

Gewürztees erfrischen nicht nur unseren Gaumen, sondern sind auch ein wahres Wunderheilmittel. Sie stärken unser Herz-Kreislaufsystem und unser Immunsystem. Anis-Thymiantee wirkt hervorragend bei Halsentzündungen, seine ätherischen Öle beruhigen den Rachenraum. Da Thymian einen positiven Einfluss auf das Halssystem hat, wird auch in der Pharmazie viel mit Thymian gearbeitet. Hustensäfte, vor allem pflanzliche, sind meistens mit Thymian angereichert.

Fertige Anis-Thymianmischungen bekommen Sie in jeder Apotheke.

86. SANDDORN

Die Früchte des Sanddorns sind wegen ihres hohen Vitamin-C-Gehaltes bekannt. Der Sanddorn wird hauptsächlich als Saft oder Extrakt verwendet. Die Inhaltsstoffe des Sanddorns sind vielzählig: Beta-Carotin, Flavone, Gerbstoffe, Mineralstoffe (Kalium, Kalzium, Magnesium, Natrium und Phosphor), Öle, Provitamin A, Vitamin B 12, Vitamin C sowie Vitamin E. Die Beeren des Sanddorns sind außerdem zur Stärkung des Immunsystems gut zu gebrauchen.

Zum Gurgeln nehme man einfach die Früchte und koche sie kurz mit Wasser auf. Sanddorn hat absolut keine Nebenwirkungen, wurde in vielen Studien festgestellt.

KAPITEL 5

Tipps gegen Heiserkeit

87. FENCHELHONIG

Fenchel beruhigt die Schleimhäute und wirkt schmerzlindernd. Er hat eine generell beruhigende Wirkung. Fenchelhonig besteht aus Fenchelsirup mit Früchten des Fenchels. Dieses altbewährte Hausmittel wirkt bei Heiserkeit und Gereiztheit der Atemwege. Fenchelhonig bekommt man als fertige Mischung in jeder Drogerie.

88. ZUCKER MIT ESSIG

Nehmen Sie einen gehäuften EL Zucker und beträufeln Sie den Zucker mit etwas Essig. Behalten Sie die Zucker-Essigmischung einige Minuten im Mund und schlucken Sie ihn dann. Diese Mischung tötet Bakterien ab und hilft bei Heiserkeit.

89. APFELESSIG

Apfelessig ist ein altes und natürliches Hausmittel. Fast alle Inhaltsstoffe, die in Äpfeln vorhanden sind, gehen in den Essig über. Kalium, Ballaststoffe, Vitamine, Mineralstoffe, Spurenelemente, Aminosäuren sind nur einige Wirkstoffe, die man im Apfelessig vorfindet. Der Apfelessig entgiftet und beugt Infektionen vor. Vor allem für das Immunsystem ist er enorm wichtig. Geben Sie etwas Honig zum Apfelessig und trinken Sie ihn in kleinen Schlucken über den Tag verteilt.

90. GRAPEFRUITKERNE KAUEN

Forscher haben vor Kurzem entdeckt, dass in den kleinen Kernen der Grapefruit ein wahres Wundermittel schlummert: ein natürliches Antiseptikum, welches in der Medizin sehr brauchbar wäre. Versuche zeigten, dass diese Kerne lindernd auf verschiedenste Infektionen wirkten sowie auch Viren und Bakterien angriffen. Grapefruitkerne sind außerdem reich an Vitamin C und E. In verdünnter Form können diese als Tropfen Entzündungen des Rachenraumes heilen.

91. LETZTER TIPP

Sollten alle diese hervorragenden Hausmittel und Säfte aus der Apotheke nicht helfen, bleibt Ihnen nur mehr der Weg zum Arzt.

Weitere Bücher der Autorin :

HILFE – ICH HABE SCHMERZEN

Ratgeber für Schmerzbekämpfung auf natürliche Art und Weise

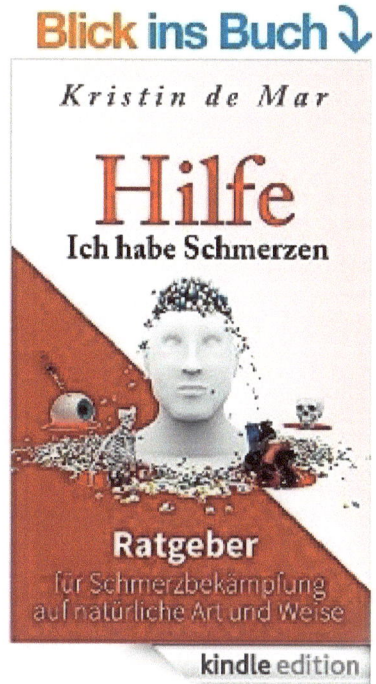

SO VERDIENEN SIE SICHER GELD

Der Ratgeber für finanzielle Notlagen

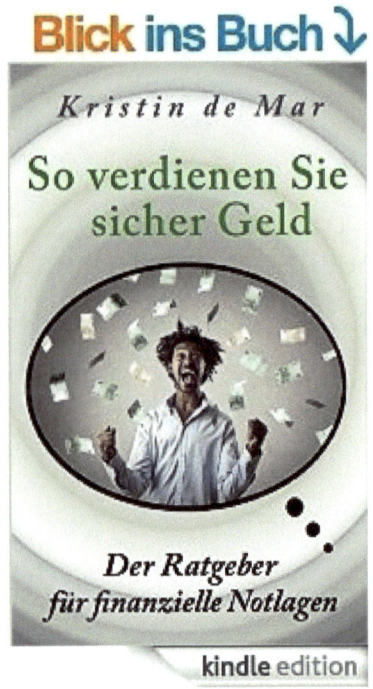

HILFE – WIE FINDE ICH MEINEN TRAUMPARTNER?

Datingratgeber für das 21. Jahrhundert

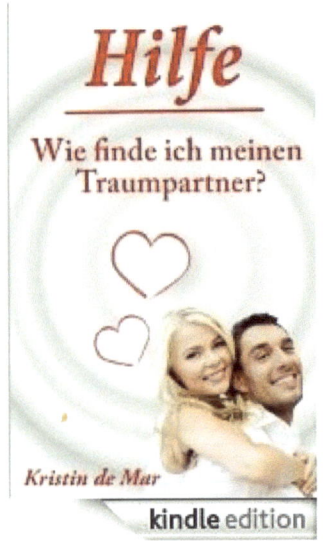

HILFE – ICH BIN ZU SCHÜCHTERN
Ratgeber für schüchterne Personen

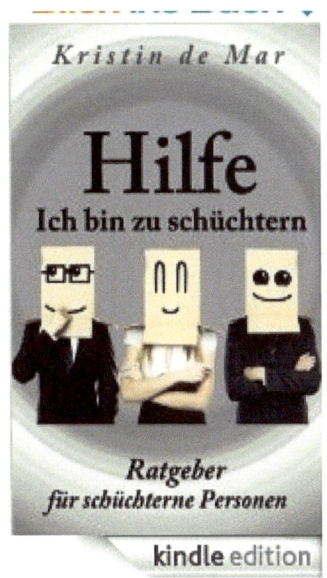

HILFE – MEIN KIND IST ZU DICK
Abnehmratgeber für Eltern und Großeltern

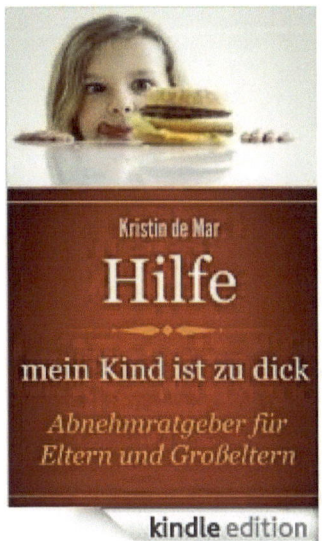

HILFE – ICH BIN ZU DICK
Abnehmratgeber

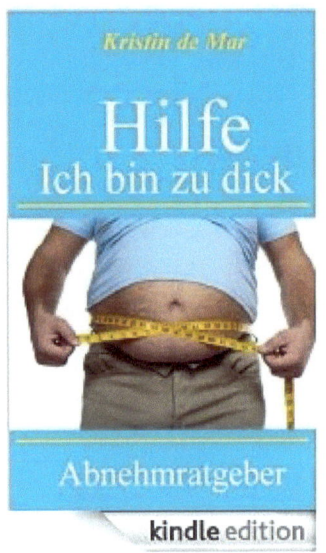

HILFE – WIR BEKOMMEN EINE KATZE

Der Katzenratgeber

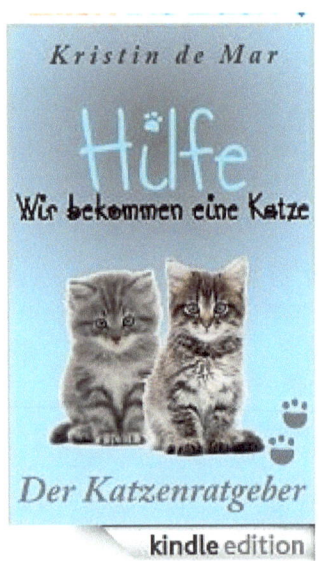

HILFE – ICH BRAUCHE DRINGEND GELD

Ratgeber für Leute, die knapp bei Kasse sind

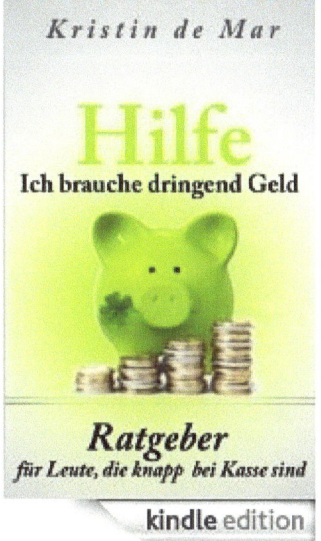

HILFE – ICH HABE ANGST

Ratgeber für Personen, die Angst und Panikattacken haben

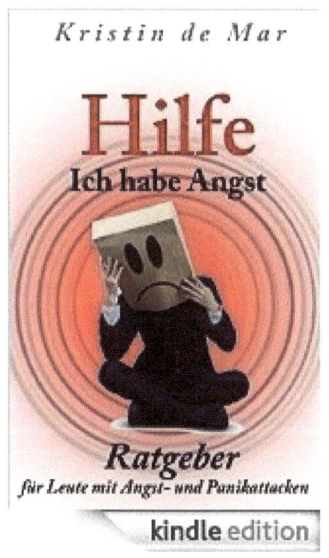

EROTISCHE GUTENACHT-GESCHICHTEN

Teil 1

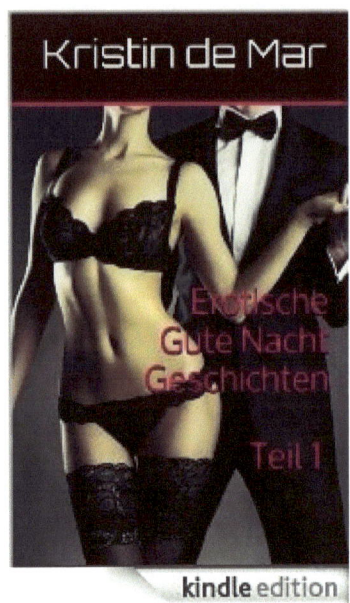

ERFÜLLEN SIE SICH IHRE KLEINEN TRÄUME

Zusatzeinkommen mit Minijobs

Teil1

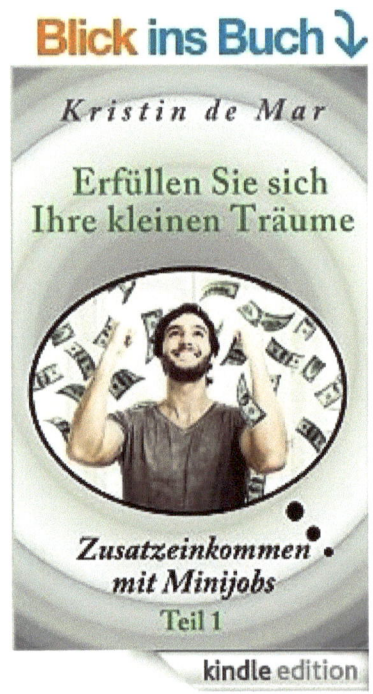

HILFE – WIE ÜBERSTEHE ICH WEIHNACHTEN?

Das Überlebenspaket für die besinnliche Zeit

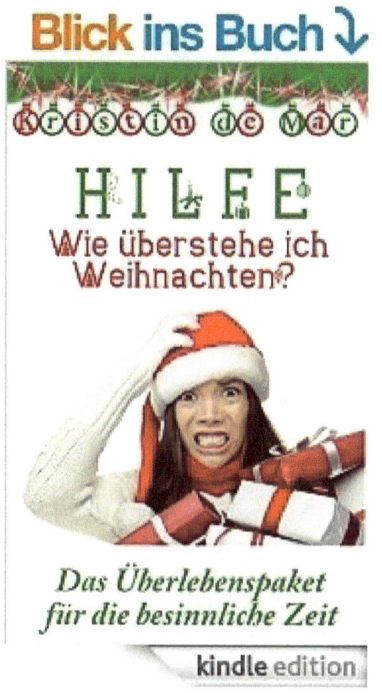

Für Fragen und Anregungen stehe ich Ihnen gerne zur Verfügung:

Kristindemar@ist-einmalig.de

Tragen Sie sich für meinen Newsletter auf meiner Homepage www.Kristindemar.com ein und Sie werden immer informiert, wenn ein neuer Ratgeber herauskommt.